BEI GRIN MACHT SICH IHR WISSEN BEZAHLT

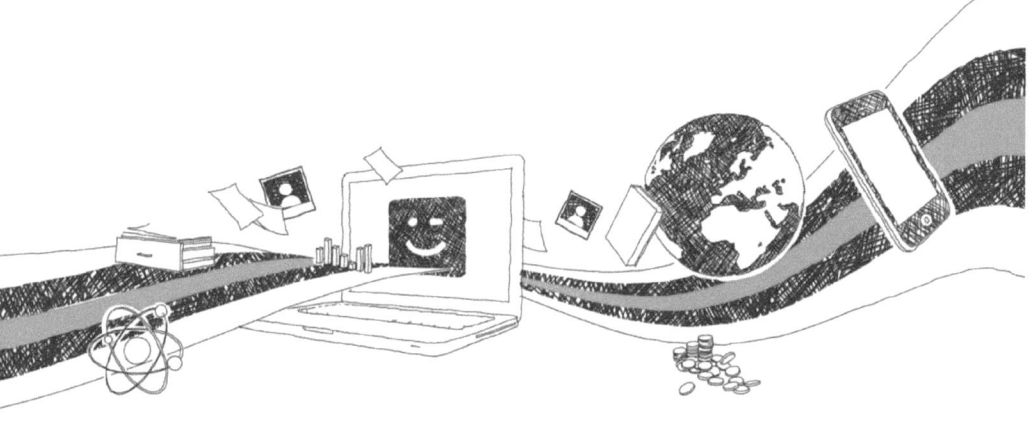

- Wir veröffentlichen Ihre Hausarbeit,
  Bachelor- und Masterarbeit

- Ihr eigenes eBook und Buch -
  weltweit in allen wichtigen Shops

- Verdienen Sie an jedem Verkauf

Jetzt bei www.GRIN.com hochladen und kostenlos publizieren

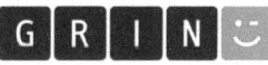

Xeniya Weis

Pay-for-Performance in der ambulanten Versorgung

GRIN Verlag

Bibliografische Information der Deutschen Nationalbibliothek:

Die Deutsche Bibliothek verzeichnet diese Publikation in der Deutschen National-
bibliografie; detaillierte bibliografische Daten sind im Internet über http://dnb.d-
nb.de/ abrufbar.

Impressum:

Copyright © 2015 GRIN Verlag, Open Publishing GmbH
Druck und Bindung: Books on Demand GmbH, Norderstedt Germany
ISBN: 978-3-668-01079-6

Dieses Buch bei GRIN:

http://www.grin.com/de/e-book/301430/pay-for-performance-in-der-ambulanten-
versorgung

GRIN - Your knowledge has value

Der GRIN Verlag publiziert seit 1998 wissenschaftliche Arbeiten von Studenten, Hochschullehrern und anderen Akademikern als eBook und gedrucktes Buch. Die Verlagswebsite www.grin.com ist die ideale Plattform zur Veröffentlichung von Hausarbeiten, Abschlussarbeiten, wissenschaftlichen Aufsätzen, Dissertationen und Fachbüchern.

Besuchen Sie uns im Internet:

http://www.grin.com/

http://www.facebook.com/grincom

http://www.twitter.com/grin_com

Qualität und Geld im ambulanten Bereich

Seminararbeit

vorgelegt der Fakultät Wirtschaftswissenschaften der Universität
Duisburg-Essen, Campus Essen

von: Weis, Xeniya

Studiengang: Medizinmanagement für Mediziner und Gesundheitswissenschaftler

WS 14/15, 2. Studiensemester

voraussichtlicher Studienabschluss: WS 15/16

Inhaltsverzeichnis

Abbildungsverzeichnis

Tabellenverzeichnis

Abkürzungs- und Akronymverzeichnis

Abb.	Abbildung
AOK	Allgemeine Ortskrankenkasse
AQUA	Institut für angewandte Qualitätsförderung und Forschung im Gesundheitswesen
AQUIK	Ambulante Qualitätsindikatoren und Kennzahlen
BQS	Bundesgeschäftsstelle Qualitätssicherung GmbH
bspw.	beispielsweise
GmbH	Gesellschaft mit beschränkter Haftung
MVZ	Medizinisches Versorgungszentrum
P4P	Pay-for-Performance
QISA	Qualitätsindikatoren-System für die ambulante Versorgung
s.	siehe
S.	Seite
SGB	Sozialgesetzbuch
sog.	sogenannt
UK	United Kingdom
USA	United States of America
vgl.	vergleiche
z. B.	zum Beispiel

1 Einleitung

Die Ausgestaltung des deutschen Gesundheitswesens zielt zunehmend auf Kosteneinsparungen ab. Dennoch ist das gesetzlich vorgeschriebene *Wirtschaftlichkeitsgebot* nicht das einzige Kriterium für gegenwärtige Gesundheitspolitik. Als Kehrseite des Wirtschaftlichkeitsgebots ist im deutschen Sozialgesetz auch das *Qualitätsgebot* fest verankert. Demnach „haben Qualität und Wirksamkeit der Leistungen dem allgemein anerkannten Stand der medizinischen Erkenntnisse zu entsprechen und den medizinischen Fortschritt zu berücksichtigen."[1] Die Qualität soll transparent werden und so mehr Wettbewerb zwischen den Anbietern schaffen. Die qualitätsorientierte Vergütung (auch **Pay-for-Performance** oder **P4P** genannt) wird seit zwei Jahrzehnten vor allem im englischsprachigen Raum zunehmend als Steuerungsinstrument im Gesundheitswesen eingesetzt. Im deutschen Gesundheitswesen richtet sich die Vergütung jedoch größtenteils noch auf die Leistungsmenge und nicht auf das Qualitätsniveau. Wie können eine Qualitätssteigerung gemessen und die Leistungserbringer für mehr Qualität entlohnt werden?

Ziel der vorliegenden Arbeit ist es, im ersten Schritt einen Überblick über die Struktur der ambulanten **Pay-for-Performance**-Modelle zu geben und im zweiten Schritt anhand einer systematischen Literaturrecherche zu untersuchen, in wie weit diese Modelle eine Qualitätssteigerung in der ambulanten Medizin bewirken können. Ausgehend von einem theoretischen Ansatz wird zuerst eine auf **Qualitätsindikatoren** basierende Honorierung im ambulanten Bereich des deutschen Gesundheitswesens erläutert. Es werden auch Beispiele zu P4P-Projekten innerhalb und außerhalb Deutschlands kurz skizziert. Anhand einer Medline-Recherche wird die wissenschaftliche Evidenz des P4P-Ansatzes diskutiert. Anschließend wird die Problematik der P4P-Modelle aufgezeigt.

Schlüsselwörter: erfolgsorientierte Vergütung, Pay-for-Performance, Qualitätsindikatoren.

---

[1] § 2 Abs. 1, Satz 3 SGB V.

2 Basiswissen über die qualitätsorientierte Vergütung

Den Preis für ein bestimmtes Qualitätsniveau auf dem Gesundheitsmarkt zu ermitteln erfordert einen komplexeren Ansatz als auf einem klassischen Verbrauchermarkt. Die seit 2001 nach § 108 SGB V eingeführte Verpflichtung für Krankenhäuser zum jährlichen Qualitätsreporting zählt zu einem mittlerweile auch den Patienten bekannten Instrument der externen Qualitätssicherung im stationären Bereich. Als ein Marketinginstrument eingesetzt, kann eine solche externe Qualitätssicherung für das Krankenhaus Wettbewerbsvorteile gegenüber den anderen Anbietern verschaffen.

Im ambulanten Bereich wurden die Weichen für mehr Qualität und Wettbewerb durch das GKV-Modernisierungsgesetz im Jahr 2004 und durch das GKV-Wettbewerbsstärkungsgesetz im Jahr 2007 gestellt. Den Krankenkassen und den Leistungserbringern wurde ermöglicht neue Versorgungsverträge abzuschließen. Mit diesen sog. *Selektivverträgen* werden den Versicherten neue Versorgungsformen angeboten: die *Integrierte Versorgung*, die *hausarztzentrierte Versorgung* und *besondere fachärztliche Versorgung*.[2] Somit werden zumindest im selektiven Bereich der ambulanten Medizin die monetären Anreize zur Steigerung der Qualität durch besondere Vergütungssysteme impliziert.

2.1 Begriffsdefinition

Pay-for-Performance bezeichnet eine erfolgs-, qualitäts- oder leistungsorientierte Vergütung und ist vor allem in den USA eine der bedeutendsten Entwicklungen der letzten Jahre.[3] Die Entwicklung solcher P4P -Konzepte in Deutschland ist relativ neu. Da sich die Vergütung im deutschen Gesundheitswesen in erster Linie nach der Leistungsmenge richtet, besteht keine direkte finanzielle Motivation zur Steigerung der Qualität der erbrachten Leistungen. Im Gegensatz dazu stellt das P4P-Vergütungskonzept die Qualität der Leistungserbringer in den Mittelpunkt.[4] Die Idee, die hinter dem Konzept steht ist folgende: Ärzte und andere Leistungserbringer schließen mit den Kostenträgern P4P-Verträge ab und werden im Rahmen dieser Vereinbarungen finanziell belohnt, wenn sie bestimmte, zuvor abgesprochene Qualitäts- und Effektivitätsziele erreichen. In der Praxis bedeutet es beispielsweise eine

---

[2] Vgl. §§ 140 a-d, §§ 73b-c und § 63 SGB V.
[3] Vgl. Amelung/ Zahn (2009), S. 7.
[4] Vgl. Schrappe/ Gültekin (2011), S. 106.

allgemeine Behandlung nach Leitlinien oder auch genau definierten Zielen. So wird zum einen ein Anreiz gesetzt, die Versorgungsqualität insgesamt zu verbessern und zum anderen sollen Leistungen mit hohem Qualitätsniveau besser vergütet werden.[5]

2.2 Qualitätsmessgrößen

Die Versorgungsqualität im Gesundheitswesen stellt ein multidimensionales Konzept dar. Das Institute of Medicine (IOM) hat 2001 die Versorgungsqualität in sieben Dimensionen unterteilt. Demnach sollte eine medizinische Versorgung effektiv, sicher, zeitnah, patientenorientiert, effizient, zugangsgerecht und angemessen sein.[6]

Die Bewertungsdimensionen allein reichen nicht aus. Es sollten auch geeignete *Qualitätsmessgrößen* ausgewählt werden, die das Ausmaß der erreichten Versorgungsqualität messen.[7] Die Qualitätsmessgrößen oder die *Qualitätsindikatoren* sind die Maßzahlen, die die Qualität einer Einheit durch Zahlen oder Zahlenverhältnisse indirekt abbilden.[8]

Man unterscheidet drei Arten von Messgrößen: *Struktur-, Prozess- und Ergebnisindikatoren*. *Strukturindikatoren* erfassen die vorgegebene Ausstattung der Praxis, die die sich positiv auf den Behandlungsprozess auswirken kann. *Prozessindikatoren* beschreiben organisatorische Abläufe, z. B. ob die Ärzte sich bei der Behandlung von Patienten an Leitlinien (Guidelines) orientieren. Die *Ergebnisindikatoren* sind am Bedeutendsten, denn sie beschreiben den Zustand des Patienten nach der Behandlung.[9] Die Prozessqualität (z. B. Behandlungsprozess) soll in die richtige Richtung geleitet (Leitlinien) und optimiert (durch Qualitätsmanagement und Qualitätssicherung) werden. Dabei kann auch der Einsatz von Arzneimitteln verbessert werden durch eine optimale Komedikation, die complianceoptimale Darreichungsform oder die dem Schweregrad angepasste Dosis.[10] In der Tabelle 1 sind weitere Beispiele für die Indikatorenarten sowie ihre Vor- und Nachteile zusammengefasst.

---

[5] Vgl. Weiss (2010), S. 10.
[6] Vgl. IOM (2001), S. 5 f.
[7] Vgl. Amelung et al. (2013), S. 2.
[8] Vgl. Ärztezeitung (2009a), S. 345.
[9] Vgl. Scheppbach/ Emmert/ Schöffski (2011), S. 20 f.
[10] Vgl. Ecker/ Preuß (2008), S. 32.

Indikatorenart	Beispiele	Vor- und Nachteile
Struktur-qualität	• Qualifikation des Arztes • Anzahl/ Qualifikation des Personals • Praxiseinrichtung und Organisation • Erreichbarkeit der Praxis	☺ hohe Reliabilität ☹ Kausalität zw. Struktur- und Ergebnisqualität eingeschränkt
Prozess-qualität	• Anamnese, Untersuchungstechnik und Therapie • Pflegemaßnahmen • Zusammenarbeit mit Kollegen • Gesprächsführung	☺ hohe Reliabilität ☺ weniger anfällig für Datenmanipulation ☹ Kausalität zw. Prozess- und Ergebnisqualität eingeschränkt
Ergebnis-qualität	• Besserung/ Heilung von Krankheiten • gesundheitsbezogene Verhaltensänderung • Zuwachs an gesundheitsbezogenem Wissen • Patientenzufriedenheit	☺ direkte Abbildung der Behandlungsqualität ☹ abhängig von externen Faktoren ☹ Erhebung nur mit langen Beobachtungszeiträumen, großen Patientenzahlen und Risikoadjustierung

Tabelle 1: Qualitätsdimensionen nach Donabedian[11]

Die Prozessindikatoren haben den Vorteil, dass sie wegen ihrer hohen Reliabilität und wegen der geringen Anfälligkeit für Datenmanipulation (Gaming) gut zu verwenden sind. Nachteilig ist, dass bei den Prozessindikatoren andere Parameter vernachlässigt werden (mangelnde Validität). Die Ergebnisindikatoren können hingegen mehr Validität aufweisen, jedoch ist ihre Messung sehr komplex und hängt von vielen Faktoren ab, z. B. von der Vollständigkeit der Dokumentation. Daher werden meistens alle drei Indikatorenarten miteinander kombiniert.[12]

---

[11] Eigene Darstellung in Anlehnung an Scheppach/ Emmert/ Schöffski (2011), S. 21.
[12] Vgl. Schrappe (2010), S. 353.

4

In der Literatur wird es häufig bemängelt, dass sich die Ärztevergütung in Deutschland bislang zu sehr an Prozessabläufen orientiert. Ein größerer Schwerpunkt soll jedoch auf das Behandlungsergebnis gelegt werden, da Besserung oder Heilung von Krankheiten für den Patienten ein entscheidender Faktor ist.[13] Während beide ersten Ebenen leichter zu operationalisieren und von den Anbietern leitlinienkonform zu befolgen sind, liegt das Interesse der Kostenträger (Krankenkassen) in der messbaren Verbesserung der Ergebnisqualität: „Man muss sich zunächst einmal darüber verständigen, was genau man unter Qualität versteht und wie man sie misst. An der Ergebnisqualität orientierte Instrumente würden uns am ehesten überzeugen, in entsprechende Programme einzusteigen." sagt Jürgen Malzahn, Leiter der Abteilung Stationäre Versorgung und Rehabilitation im AOK-Bundesverband.[14] Für ein gutes P4P-Modell bedarf es also anerkannter Qualitätsindikatoren. Diese werden in Deutschland zurzeit seitens der Leistungserbringer und auch der Kostenträger erarbeitet.

Im Jahr 2002 entwickelte die AOK zusammen mit dem Institut für angewandte Qualitätsförderung und Forschung im Gesundheitswesen (AQUA) das bundesweit erste Qualitätsindikatorenset für Praxisnetze namens *Qualitätsindikatoren-System für die ambulante Versorgung (QISA).* Das vorliegende Qualitätsindikatorensystem richtet sich an neue ambulante Versorgungsformen auf regionaler oder örtlicher Ebene (ambulante Arztpraxen, Arztnetze und Medizinische Versorgungszentren). Mithilfe von QISA soll den Ärzten der Einstieg in das Arbeiten mit Qualitätsindikatoren erleichtert werden. Der Katalog besteht aus 100 Indikatoren, die die Versorgungsqualität transparent machen sollen. Es handelt sich um netz-, krankheits- und leistungsbezogene Indikatoren, die sich auf 15 Kategorien beziehen. Die meisten Kategorien beziehen sich auf die chronischen Erkrankungen (s. Tabelle 2).

---

[13] Vgl. Scheppach/ Emmert/ Schöffski (2011), S. 2.
[14] Vgl. Weiss (2010), S. 10.

Netzbezogen	Krankheitsbezogen	Leistungsbezogen
• Allgemeine Merkmale von Arztnetzen	• Akuter Rücken- schmerz • Alkoholsucht • Asthma Bronchiale • Bluthochdruck • Depression • Diabetes Typ 2 • Herzinsuffizienz • Hypertonie • Koronare Herzkrank- heit	• Hausärztliche Pallia- tivversorgung • Krebsfrüherkennung • Laboruntersuchungen • Pharmakotherapie • Prävention

Tabelle 2: Qualitätsindikatoren der AOK[15]

So kann die Vergütung an diesen Indikatoren ausgerichtet werden und leistungsstärkere Ärzte können dementsprechend höher entlohnt werden.[16]

Auch die Kassenärztliche Bundesvereinigung arbeitet an ihrem Projekt *Ambulante Qualitätsindikatoren und Kennzahlen (AQUIK)*. Ziel dieses Projekts ist es, einen validen und transparenten Satz von Qualitätsindikatoren für die ambulante Versorgung zu erproben und zu etablieren, um so die Qualität der ärztlichen Behandlung zu steigern. Auch eine Kopplung dieser Indikatoren mit der Honorierung soll geprüft werden. Das derzeitige Set von Qualitätsindikatoren umfasst 48 fachgruppenübergreifende und fachgruppenspezifische Parameter. Dadurch soll es möglich werden, Qualität in Zahlen oder Zahlenverhältnissen abzubilden und so die Ergebnisse verschiedener Leistungserbringer in den Bereichen Struktur-, Prozess- und Ergebnisqualität miteinander zu vergleichen. Allerdings wurde das Projekt in den Ärztekreisen mehrfach kritisiert, weil die Ergebnisse von Ländern mit anderen Versorgungssystemen auf Deutschland übertragen wurden.[17]

2.3 Vor- und Nachteile der Pay-for-Performance

Einer der wichtigsten Vorteile von P4P-Ansätzen ist der Anreiz für Ärzte eine qualitativ hochwertige Behandlung anzubieten und sich nicht ausschließlich nach dem aus der Einzelleistungsvergütung resultierenden Honorar zu richten. Durch P4P-Programme wird außerdem der Einsatz von evidenzbasierter Medizin gefördert (Ori-

---

[15] Eigene Darstellung in Anlehnung an Scheppach/ Emmert/ Schöffski (2011), S. 22; http://www.aok.de/qisa/index.html
[16] Vgl. Scheppach/ Emmert/ Schöffski (2011), S. 3.
[17] Vgl. Weiss (2010), S. 10.

6

entierung an Leitlinien), wodurch die Behandlungs- und auch Medikationsfehler reduziert werden können. Gerade bei der Prävention und Behandlung chronischer Krankheiten können mithilfe von P4P langfristig erhebliche Qualitätsverbesserungen erzielt werden.[18]

Zu weiteren Vorteilen der P4P-Ansätze zählen:

- Langfristige Kontrolle der ärztlichen Leistungen. → Transparenz für die Krankenkassen wird erhöht.
- Bessere Informiertheit des Patienten durch Veröffentlichung der ermittelten ärztlichen Leistungsdaten im Internet. → Es entsteht ein erhöhter Konkurrenzdruck für Ärzte.
- Senkung der Kosten durch Vermeidung von Komplikationen und Folgeerkrankungen mittels qualitativ hochwertiger Behandlung.[19]

Ein Vergütungssystem, das die finanzielle externe Motivation beeinflusst, kann auch negative Effekte verursachen:

- Verschlechterung der Motivation der Ärzte durch Widersprüche der externen Motivation gegenüber der internen Motivation,
- Bürokratische Belastung,
- Negative Selektion der Patienten durch die Leistungserbringer (auch als Cherry-Picking oder negative Risikoselektion genannt),[20]→Verschlechterung des Zugangs zur Versorgung für einige Patienten, die nicht zu dem „gewünschten" Patientenkollektiv gehören (z.B. bei Erkrankungen, deren Monitoring nicht im Bonusprogramm enthalten ist).[21]
- Eine Benachteiligung von Patienten, die einer vulnerablen Patientengruppe angehören und sich oft nicht Therapie-konform verhalten (Patienten, bei denen es sehr aufwendig oder unwahrscheinlich ist die Zielwerte zu erreichen).[22]
- Kostspieligkeit der P4P-Modelle aufgrund eines enormen Verwaltungsaufwands und Einsatzes neuer Informationstechnologien (elektronische Patientenakte).[23]

---

[18] Vgl. Scheppach/ Emmert/ Schöffski (2011), S. 12.
[19] Vgl. ebd., S. 12.
[20] Vgl. ebd., S. 13.
[21] Vgl. Schrappe/ Gültekin (2011), S. 108 f.
[22] Vgl. Amelung/ Zahn (2009), S. 25.

Dies war eine kleine Übersicht der möglichen Konsequenzen von P4P. Im Kapitel 3.1 wird noch auf weitere Eigenschaften von P4P eingegangen.

2.4 Beispiele von P4P-Projekten im ambulanten Bereich

Die überwiegende Zahl der P4P-Projekte findet im hausärztlichen Bereich statt. Besonders nennenswert sind *das Quality and Outcomes Framework (QOF)* in Großbritannien, das umfängliche hausärztliche P4P-Projekt der Integrated Healthcare Association (IHA) in Kalifornien aber auch *das Practice Incentive Program (PIP)*, ein flächendeckendes Projekt für Hausärzte, das in Australien bereits seit 1999 besteht.[24] Die Evidenzlage zu den drei genannten Projekten wird kurz im Kapitel 3.1 zusammengefasst. Im Folgenden werden drei Subgruppen der bekannten P4P-Formen kurz dargestellt.

Bei den *klassischen Projekten* wird ein bereits etabliertes Qualitätsindikatorenset genommen und ein Teil der Vergütung wird an die Erfüllung bestimmter Zielwerte aus diesem Indikatorenset geknüpft. Dabei sind zwei Varianten möglich:

- das Geld für die Bonuszahlungen wird im Vorfeld aus dem Gesamtbudget zurückgehalten und in einem extra dafür eingerichteten Pool deponiert (sog. *Incentive Pool*);
- das Geld wird zusätzlich zur Verfügung gestellt.

Ein sehr bekanntes Beispiel ist das am Anfang dieses Kapitels erwähnte britische Quality and Outcomes Framework, bei dem die Bonuszahlungen aus zusätzlich bereitgestellten Mitteln finanziert werden.

Nach dem Prinzip des *Incentive Pools* wurde in New York zwischen 1999 und 2004 ein P4P-Programm mit Hausärzten entwickelt, bei dem 5 % der Vergütung der Praxen eingezogen wurde. In Abhängigkeit von der Erfüllung von Diabetes- und anderen Indikatoren konnten die Praxen zwischen 50 % und 100 % ihrer eingezogenes Budgets zurück erhalten.[25]

Bei den *Target Payments* gibt es zusätzliche Einmalzahlungen für bestimmte Leistungen, wie z. B. die Durchführung einer Impfung. Aufgrund von fehlender Versicherung sind z. B. in den USA viele Kinder nicht geimpft und die Hausärzte bekommen

---

[23] Vgl. ebd. S. 12.; Weiss (2010), S. 10;
[24] Vgl. Veit et al. (2012), S. 35.
[25] Vgl. Veit et al. (2012), S. 36.

die Impfung nicht ausreichend bezahlt. Im Rahmen der *Vaccines for Children Program* führte ein kostenloser Impfstoff mit gleichzeitiger Prämie für jede Impfung zu einer deutlich höheren Impfrate.[26] Ein wirklicher Qualitätsbezug und damit P4P entsteht aber erst, wenn der Bonus an einen bestimmten Zielwert gekoppelt wird, d. h. die Zusatzvergütung wird erst beim Erreichen einer bestimmten Impfquote in einer Patientenpopulation gezahlt (z. B. Grippeimpfung bei den 85% aller >60-jährigen Patienten der Hausarztpraxis). Bei Unterversorgung mit klar definierten Maßnahmen (wie z. B. Impfen) können solche P4P-Projekte sehr hilfreich sein.[27]

Die Besonderheit der **Provider-driven**-Projekte ist, dass sie von der Versorgerseite initiiert werden. In der Regel geht es den Ärzten darum, den durch die bessere Versorgung entstehenden Mehraufwand vergütet zu bekommen. Zu Pay-for-Performance kommt es dann, wenn der Kostenträger einen Nachweis über die tatsächliche Qualitätsverbesserung und/oder über Einsparungen, die durch die Verbesserung entstehen, erhalten hat. Es soll nicht einfach der Mehraufwand im Sinne einer Einzelleistung bezahlt werden, sondern die Vergütung vom tatsächlich erreichten Qualitätsniveau abhängig gemacht werden.[28]

Beispiele für solche *Provider-driven*-Projekte sind die sogenannten „Fußnetze", die sich in Deutschland zur Versorgung und Vermeidung des diabetischen Fußsyndroms etabliert haben. So bezahlt die AOK-Nord den Hausärzten eine „Präventionspauschale" für die Prophylaxe des diabetischen Fußsyndroms im Rahmen eines IV-Vertrages.[29] Für die Behandlung von fortgeschrittenen Stadien eines Fußsyndroms gibt es eine Kombination aus Stadien-abhängiger Pauschale und qualitätsorientierter Vergütung, wenn ein vereinbartes Qualitätsziel erreicht wurde.[30]

Auch der BKK Landesverband Bayern schloss 2006 einen Integrationsversorgungsvertrag im Bereich der In-Vitro-Fertilisation mit der Repromed Service GmbH. Neben einer Reihe von Maßnahmen zur Qualitätssicherung und Dokumentation beinhaltet der Vertrag auch Vergütungsbestandteile, die nur bei Eintritt des definierten medizinischen Ziels (Eintritt der Schwangerschaft und Fortbestand bis mindestens 12 Wochen) ausbezahlt werden. Bei gelungener Befruchtung gibt es von den Kassen einen

---

[26] Vgl. ebd. S. 37.
[27] Vgl. ebd.
[28] Vgl. ebd. S. 38.
[29] Vertrag zur Integrierten Versorgung, s. auch Kapitel 2.
[30] Vgl. AOK Nordost (2014), S. 2 ff.

Bonus von 2152 Euro, pro Versuch erhalten die Mediziner jedoch nur eine Pauschale von 720 Euro, die geringer als die durchschnittlichen Kosten von 1000 Euro ausfällt. Die Nutznießer des Vertrages waren bislang über 4 500 Patientinnen.[31] Man muss allerdings bedenken, dass die Messung des Erfolges in diesem Beispiel (Eintreten einer Schwangerschaft) einfacher ist als in vielen anderen Bereichen der ambulanten Versorgung, wie beispielsweise die Versorgung chronischer Krankheiten. Dennoch kann dieses Bayerische P4P-Modell als ein Beweis betrachtet werden, dass ergebnisbasierte Vergütungssysteme stabil und erfolgreich sein können.

Wer eine Steuerung der Qualität im Gesundheitswesen mit Hilfe von Pay-for-Performance abwägt, möchte wissen, ob ein solches Vorgehen auch erfolgversprechend ist. Im Folgenden Kapitel wird auf die Frage nach dem messbaren Erfolg der P4P-Programme mithilfe einer systematischen Literaturrecherche eingegangen.

3 Systematische Literaturrecherche zur Evidenz von Pay for Performance

Die Recherche wurde in eine informelle Suche bei Google Scholar und eine formale Suche in der bibliographischen Datenbank Medline aufgeteilt.

3.1 Recherche in Google Scholar

Um bereits existierende Übersichtsarbeiten zum Thema Evidenz von P4P zu finden, wurde vor der eigentlichen Recherche in der bibliographischen Datenbank Medline eine Literatursichtung in Google Scholar durchgeführt. Die Suche in Google Scholar erfolgte am 22.12.2014 mit folgender Angabe im Suchfeld:

(("Leistungsorientierte Vergütung" OR "Erfolgsorientierte Vergütung" OR "pay-for-performance" OR p4p OR "pay for performance") AND (ambulant OR "hausärztliche Versorgung" OR "ambulante versorgung" OR "niedergelassene ärzte") AND qualität)

Im Zeitraum von 2010 bis 2015 ergaben sich 168 Artikel. Nach der Bereinigung der Trefferliste von Dubletten, thematisch irrelevanten Artikeln und Artikeln ohne verfügbaren Volltext, ergaben sich 64 Artikel. Unter diesen Artikeln wurde ein besonders themenrelevanter Beitrag aus dem Jahr 2012 gesichtet. Im Auftrag des Bundesministeriums für Gesundheit veröffentlichte die Bundesgeschäftsstelle Qualitätssicherung

---

[31] Vgl. Weiss (2010), S. 10.

GmbH (BQS-Institut) ein umfassendes Gutachten zum Thema Pay-for-Performance im Gesundheitswesen.

Im Gutachten wurden vorrangig Ergebnisse mit der höchsten Evidenz berücksichtigt, die aus hochwertigen Studien mit einem Evidenzlevel Ia-IIb stammen.[32] Als Quelle dienten sieben Cochrane Reviews, die in den Jahren 1999 bis 2011 erschienen sind und die finanzielle Interventionen und ihre Auswirkungen auf das Verhalten von Hausärzten und/oder die Patientenversorgung im hausärztlichen Bereich untersuchten. Die Cochrane Reviews beinhalteten auch eine Zusammenfassung zu Evaluationen der drei großen P4P-Projekte aus England, USA und Australien[33]. In Bezug auf diese drei Projekte kommen die Cochrane-Autoren zu folgendem Schluss: Der Nachweis einer tatsächlichen Verbesserung des Patientenoutcomes (Ergebnisqualität) wurde bisher nicht erbracht. Ebenso fehlt der Nachweis, dass die P4P das Erreichen der Qualitätsziele bewirkt hat. Der Ausschluss vulnerabler Patienten von den Messungen und möglicherweise zu niedrige Zielwerte führen dazu, dass die Qualität der erbrachten Leistungen höher eingeschätzt wird als sie (bezogen auf Patientenoutcome) tatsächlich ist. Außerdem wurde in England der Trend zur Qualitätssteigerung im hausärztlichen Bereich bereits vor der Einführung der P4P-Elemente verzeichnet. Im amerikanischen IHA-Projekt wurde eine kontinuierliche Qualitätsverbesserung erreicht, allerdings kein Durchbruch. Eine Zusammenfassung zur Evidenzlage dieser drei Projekte ist der Tabelle 3 zu entnehmen.

---

[32] Vgl. die Verfahrensordnung des Gemeinsamen Bundesausschusses (2011), S. 28.
[33] s. Kapitel 2.4.

Projekt	Land	Ergebnis
Quality and Outcomes Framework (QOF)	UK	• Nur Beobachtungsstudien verfügbar, viele methodische Limitationen. → Die Evidenzgrundlage ist uneinheitlich und nicht beweiskräftig.[34] • Vorwiegend Einsatz von Struktur- und Prozessindikatoren. • Es zeigte sich eine substanzielle Verbesserung der Diabetikerversorgung mit signifikanten Verbesserungen von diabetesrelevanten Prozessindikatoren und Surrogat-Parametern (HbA1c, Blutdruck, Cholesterinspiegel). Allerdings war dieser Trend schon vor der Einführung von QOF erkennbar. → eine separate Darstellung der Wirkung von QOF ist schwierig.[35] • „Zielvereinbarungen" (Targets) waren zum Teil zu niedrig gesetzt. • Der erlaubte Ausschluss von Patienten von den Qualitätsmessungen (dieser lag zwischen 5,3-6,9 %) vergrößerte möglicherweise die Benachteiligung bestimmter Patientengruppen.[36]
Integrated Healthcare Association (IHA)	USA	• Trotz langfristiger finanzieller Anreize wurde das Qualitätsniveau des nationalen Durchschnitts nicht erreicht, auch wurden die vorhandenen Qualitätslücken nicht geschlossen.
The Practice Incentive Program (PIP)	Australien	• Einsatz von Struktur- und Prozessindikatoren, keine Ergebnisqualität-Messungen. • Bisher wurde keine Evaluation durchgeführt, die Rückschlüsse auf eine Verbesserung der Patientenversorgung erlaubte.

Tabelle 3: Große internationale P4P-Projekte aus dem hausärztlichen Bereich[37]

Fasst man die Ergebnisse des Gutachtens zu P4P im ambulanten Bereich zusammen, so ist festzuhalten, dass das Ziel des Reviews, wirksame Anreize und geeignete Patientenpopulationen zu identifizieren, nicht zu erreichen war. Insgesamt waren nur schwache Effekte, bezogen auf wenige Qualitätsindikatoren zu verzeichnen.[38]

Die Versorgung chronischer Erkrankungen, auch „Volkskrankheiten" genannt ist besonders bedeutsam, da diese Erkrankungen hohe Kosten verursachen. Daher ist das Versorgungsgebiet „Chronische Krankheiten" ein fester Bestandteil aller großen P4P-

---

[34] Vgl. Veit et al. S. 65.
[35] Vgl. ebd. S. 66.
[36] Vgl. ebd. S. 67.
[37] Eigene Darstellung in Anlehnung auf Veit et al. S. 65 ff.
[38] Vgl. Veit et al. (2012), S. 73.

Programme im hausärztlichen Bereich. Ob P4P-Programme die patientenrelevanten Endpunkte (Ergebnisqualität) bei der Chroniker-Versorgung nachhaltig verbessern können, bleibt unklar, denn auch hier werden überwiegend Prozessindikatoren eingesetzt.[39] Um dieser Frage auf den Grund zu gehen, wurde für die Recherche im Kapitel 3.2 der Fokus auf P4P-Projekte für die Behandlung chronischer Erkrankungen gelegt.

3.2 Recherche in Datenbank Medline

Für die Spezifikation einer Fragestellung aus dem medizinischen Bereich eignet sich das sog. PICO-Schema mit ihren vier Komponenten:

Da die Literatursuche nur einen Überblick über Erfahrung im Bereich P4P liefern soll, werden als *Population* alle Patienten unabhängig von Geschlecht, Alter und Schwere der Erkrankung berücksichtigt.

Als *Intervention* werden alle P4P-Programme für chronische Erkrankungen im ambulanten Bereich untersucht.

Als *Comparison* werden alle Vergütungsformen und ihre Kombinationen ohne erfolgs-, qualitäts- oder leistungsorientierte Vergütung festgelegt.

Schließlich wird als *Outcome* eine Verbesserung der Behandlungsqualität festgelegt. Somit ergibt sich die folgende **PICO-Fragestellung**: Kann im ambulanten Bereich bei der Behandlung chronischer Krankheiten durch die P4P-Programme ein höheres Qualitätsniveau erreicht werden im Vergleich zum Qualitätsniveau bei anderen Vergütungsformen?

Im Folgenden werden die weiteren Suchkriterien spezifiziert und erläutert.

Studientypen: Die Forschung zu den P4P-Modellen stellt ein relativ neues Forschungsgebiet (vor allem in Deutschland) dar. Deshalb könnten alle Studientypen als relevante wissenschaftliche Literatur berücksichtigt werden. Aufgrund von bereits gewonnenen umfassenden Informationen aus dem BQS-Gutachten zu P4P-Einsatz im ambulanten Bereich, wurde die formelle Recherche nur auf systematische Übersichtsarbeiten (Systematic Reviews), Metaanalysen, randomisiert-kontrollierte Studien (RCT) und Beobachtungsstudien begrenzt. Somit wurden, entsprechend dem

---

[39] Vgl. ebd. S. 63.

Vorgehen im BQS-Gutachten nur höhere Evidenzstufen (I a-II b) in Anlehnung an die Verfahrensordnung des G-BA (2011) berücksichtigt.[40] **Studiendauer:** Hinsichtlich der Studiendauer besteht keine Einschränkung. **Publikationszeitraum:** Die Suche soll auf Publikationen gerichtet sein, die in den letzten fünf Jahren veröffentlicht wurden. Für die Recherche wurden drei Bausteine abgeleitet: „Pay for Performance", „Leistungserbringer" und „Versorgungsbereich". Die Suchbegriffe zu diesen Bausteinen sind in Tabelle 4 aufgelistet.

Suchbegriffe der Datenbankrecherche		
Baustein 1: „Pay for Performance"	Baustein 2: „Leistungserbringer"	Baustein 3: „Versorgungsbereich"
pay-for-performance	primary care	chronic* disease
p4p	physician*	
performance-based contracting	primary care physician	
performance related pay	physician* group practice	
pay* for quality	General Practitioner*	
quality based purchasing	GPs	

Tabelle 4: Suchbegriffe der Medline-Recherche[41]

---
[40] Vgl. Gemeinsamer Bundesausschuss (2011), S. 28.
[41] Eigene Darstellung.

Die Tabelle 5 fasst die Kriterien für den Ein- und Ausschluss von Studien für die Erstellung der Recherche zusammen:

	Einschlusskriterien	Ausschlusskriterien
Versorgungsbereich	Arztpraxen , Arztpraxen-Netzwerke, Medizinische Versorgungszentren (MVZ), Ambulanzen in den Krankenhäusern	Stationärer Bereich, Bereich der Rehabilitation
Thema	Informationen zu leistungsorientierter Vergütung, Beschreibung bekannter P4P-Modelle, Wissenschaftliche Evidenz zur Wirksamkeit von P4P-Modellen	Studien über nicht-monetäre Anreize
Studientyp	Übersichtsarbeiten (Systematic Reviews), Metaanalysen, RCT, Fall-Kontroll-Studien, Beobachtungstudien	Studien mit explorativen Charakter (Befragungen), Interviews, Kommentare, Diskussionspapiere
Übertragbarkeit	Das Modell des Gesundheitssystems muss vergleichbar sein mit: *Bismarck*-Modell (Sozialversicherungssystem), dem *Beveridge*-Modell (Staatliches Gesundheitssystem, Staatsmonopol), dem *Marktwirtschaftlichen Gesundheitsystem* (Freier Markt) oder einem Mischsystem aus den drei o. g. Grundmodellen.	Das Modell des Gesundheitssystems ist nicht vergleichbar mit den drei genannten Systemen und ihren Kombinationen
Publikationssprache	Englisch oder Deutsch	Sonstige Sprachen
Vollpublikation	Volltext ist beschaffbar	Nur Titel/ Abstract ist verfügbar
Publikationsdatum	2010-heute	Publikation erschienen vor 2010

Tabelle 5: Ein- und Ausschlusskriterien für Studien[42]

Die systematische Literaturrecherche wurde am 22.12.2014 in der bibliografischen Datenbank Medline und in der Datenbank des Deutschen Instituts für Medizinische Dokumentation und Information (DIDMDI) durchgeführt. Die Suche in der Datenbank DIDMDI brachte keine relevanten Ergebnisse zu folgenden Suchbegriffen: „leistungsorientierte Vergütung", „erfolgsorientierte Vergütung", „pay for performance", „pay-for-performance" und „P4P".

---

[42] Eigene Darstellung.

In der Datenbank Medline wurde folgendes Suchprofil zusammengestellt:

(((((((pay-for-performance[Title/Abstract]) OR (p4p[Title/Abstract]) OR (performance-based contracting[Title/Abstract]) OR (performance related pay[Title/Abstract]) OR (pay* AND for quality[Title/Abstract]) OR (quality based purchasing[Title/Abstract])))) AND ((Primary Care[Title/Abstract]) OR (Physician*[Title/Abstract]) OR (primary care physician[Title/Abstract]) OR (physician* AND group practice[Title/Abstract]) OR (General Practitioner*[Title/Abstract]) OR (GPs[Title/Abstract]) OR (family doctor[Title/Abstract])))) AND ("2009"[Date - Publication] : "2014"[Date - Publication])))) AND (("chronic disease"[MeSH Terms] OR chronic diseases[Text Word])) AND ((German[lang] OR English[lang]))

Es ergaben sich 17 Treffer. Da sich die ersten fundierten und relativ aktuellen Erkenntnisse bereits bei der informellen Recherche ergaben[43], wurde auf die Suche von Studien, die vor 2012 erschienen sind, verzichtet und der Suchzeitraum auf 2012 bis heute eingeschränkt. Schließlich ergaben sich 5 Treffer, die ausgewertet wurden. Eine Zusammenfassung der Ergebnisse aus diesen Studien ist im Anhang B zu finden.

Nach der Auswertung der Studien ergab sich kein eindeutiges Bild. Der positive Zusammenhang zwischen der Einführung der leistungsorientierten Vergütung und der Verbesserung der patientenrelevanten Endpunkte (Ergebnisqualität) konnte nicht durchgehend bestätigt werden. Es hat sich nur eine moderate Verbesserung des Qualitätsniveaus bei der Behandlung chronischer Krankheiten gezeigt.[44] Die im Rahmen der P4P-Projekte zu ergreifenden Maßnahmen zur Früherkennung und Prävention chronischer Erkrankungen, Erinnerungsaktionen zu den Check-Up-Untersuchungen und Impfprophylaxe können den Gesundheitsstatus der Versicherten zwar verbessern, erfordern aber auch eine höhere Mitarbeiteranzahl.[45] Außerdem wurden nicht bei allen P4P-Projekten die finanziellen Anreize an die Maximierung des Gesundheitsgewinns geknüpft.[46] Deshalb sollte man bei der Gestaltung der P4P-Modelle im Vorfeld festlegen, ob ein bestimmter Qualitätsindikator auch eine Gesundheitsmaximierung messen soll.

---

[43] s. Kapitel 3.1, BQS-Gutachten.
[44] Vgl. Bardach et al. (2013), S. 1; Giliam et al. (2012), S. 9; Kontopantelis et al. (2012), S. 15.
[45] Vgl. Merilind et al. (2014), S. 5.
[46] Vgl. Fleetcroft et al. (2012), S. 8,10.

4 Zusammenfassung

Im Rahmen dieser Arbeit wurde untersucht, ob bei der Behandlung chronischer Krankheiten durch den Einsatz von Pay for Performance-Programmen ein höheres Qualitätsniveau erreicht werden kann. Anhand von fünf Studien wurde gezeigt, dass die heutige Evidenzlage zu dieser Frage nicht eindeutig ist. Der in den Studien untersuchte Anstieg des Qualitätsniveaus blieb moderat. In der gesamten Qualitätsentwicklung ist ein ansteigender Trend zu verzeichnen, welcher bereits vor der Einführung der P4P-Programme gemessen wurde. Die in dieser Arbeit aufgestellte Frage kann also nicht eindeutig mit Ja oder Nein beantwortet werden.

Ein Verzerrungspotenzial ist nicht auszuschließen, da die durchgeführte Recherche auf fünf Quellen basiert und nur eine Quelle eine systematische Übersichtsarbeit darstellt. Weitere systematische Übersichten mit zur Fragestellung passenden Studien, die ein experimentelles Design aufweisen, konnten nicht gefunden werden.

Jedoch stimmen die Ergebnisse der Medline-Recherche mit den Ergebnissen aus dem Gutachten der Bundesgeschäftsstelle Qualitätssicherung aus dem Jahr 2012 überein. Somit lässt sich vermuten, dass die Frage nach der Wirksamkeit der P4P im ambulanten Bereich wissenschaftlich noch nicht eindeutig beantwortet wurde.

In der Arbeit konnte eine Tendenz aufgezeigt werden, dass deutschlandweit bereits erfolgsversprechende P4P-Programme implementiert werden. Zur vollständigen Beantwortung der Frage wie wirksam diese in Bezug auf eine Qualitätssteigerung sind, fehlt weiterhin eine umfassende nationale und internationale Forschung.

5 Literaturverzeichnis

Amelung, V. E., Zahn, T.: Pay-for-Performance (P4P) - Der Business Case für Qualität? 2009. Online verfügbar unter: http://www.inavberlin.de/images/PDFs/p4p_der_business_case_fuer_qualitaet_studi e_2009.pdf (Zugriff am 12.12.2014)

AOK-Nordost: Wesentliche Inhalte des Vertrages gemäß § 73c SGB V über die Behandlung des diabetischen Fußsyndroms in der Region Berlin. Online verfügbar: Online verfügbar unter: https://www.kvberlin.de/20praxis/60vertrag/10vertraege/strukturvertraege/betreuungs struktur_aok.pdf (Zugriff am 12.12.2014)

Bardach, N./ Wang, J./ De Leon, S./ Shih, S./ Boscardin, W./ Goldman, L. / Dudley, R.: Effect of pay-for-performance incentives on quality of care in small practices with electronic health records: a randomized trial. 2013. In: JAMA 310 (10), S. 1051–1059.

Fleetcroft, R./ Steel, N./ Cookson, R/ Walker, S./ Howe, A.: Incentive payments are not related to expected health gain in the pay for performance scheme for UK primary care: cross-sectional analysis.. In: BMC Health Serv Res, 2012, S. 94.

Gemeinsamer Bundesausschuss (G-BA): Verfahrensordnung des Gemeinsamen Bundesausschusses. Online verfügbar unter: https://www.g-ba.de/downloads/39-261-768/2008-12-18-VerfO-Neustrukturierung.pdf (Zugriff am 12.12.2014)

Gillam, S./ Siriwardena, A./ Steel, N.: Pay-for-performance in the United Kingdom: impact of the quality and outcomes framework: a systematic review. In: Ann Fam Med, 2010, (5), S. 461–468.

Institute of Medicine (IOM): Crossing the Quality Chasm – A new Health System for the 21st century. Washington DC: National Academy Press. 2001. Online verfügbar unter: http://www.nap.edu/openbook.php?isbn=0309072808 (Zugriff am 12.12.2014)

Kirschner, K./ Braspenning, J./ Grol, R.: Design choices made by target users for a pay-for-performance program in primary care: an action research approach. In: BMC Fam Pract, 2012, 13, S. 25.
Kontopantelis, E./ Doran, T./ Gravelle, H/ Goudie, R./ Siciliani, L./ Sutton, M.: Family doctor responses to changes in incentives for influenza immunization under the U.K.

Quality and Outcomes Framework pay-for-performance scheme. In: Health Serv Res 47, 2012, (3 Pt 1), S. 1117–1136.

QISA: Das Qualitätsindikatorensystem für die ambulante Versorgung. Online verfügbar unter: http://www.aok-gesundheitspartner.de/bund/qisa/themen/index.htm (Zugriff am 22.12.2014)

Scheppach, M./ Emmert, M./ Schöffski, O.: Pay for Performance (P4P) im Gesundheitswesen. Burgdorf, 2011.

Schrappe, M.: Gesundheitsökonomie, Management und evidence based medicine. 3., völlig neu bearb. und erw. Aufl. Hg. v. Lauterbach und Karl. Stuttgart : Schattauer (Gesundheitsökonomie, Management und evidence-based medicine, mit 71 Tabellen), 2010.

Schrappe, M./ Gültekin, N.: Krankenhaus-Report. Hg. v. Klauber und Jürgen. Stuttgart : Schattauer (Krankenhaus-Report, 2011).

Veit, D./ Hertle, S./ Bungard, A./ Trümner, V./ Ganske, B./ Meyer-Hofmann C.: Pay-for-Performance im Gesundheitswesen: Sachstandsbericht zu Evidenz und Realisierung sowie Darlegung der Grundlagen für eine künftige Weiterentwicklung. Ein Gutachten im Auftrag des Bundesministeriums für Gesundheit 2012. Online verfügbar unter: https://bundesgesundheitsministerium.de/fileadmin/dateien/Pressemitteilungen/2012/ 2012_03/120817_PM_58_Anlage_Gutachten_BQS_01.pdf (Zugriff am 22.12.2014)

Weiss, J.: Pay for Performance: Bezahlt wird nach Leistung. In: Deutsche medizinische Wochenschrift , 2010, (1946) 135 (11).

Anhang

Anhang A: Suchprotokoll in der Datenbank Medline
Anhang B: Tabellarische Übersicht der eingeschlossenen Studien

Anhang A: Suchprotokoll in der Datenbank Medline

History				
Search	Add to builder	Query	Items found	Time
#26	Add	Search (((((#1 OR #2 OR #3 OR #4 OR #5 OR #7)) AND (#8 OR #9 OR #10 OR #11 OR #12 OR #13 OR #14))) AND ("2009"[Date - Publication] : "2014"[Date - Publication]))) AND (("chronic disease"[MeSH Terms] OR chronic diseases[Text Word])) Filters: German; English	17	14:11:31
#23	Add	Search ("chronic disease"[MeSH Terms] OR chronic diseases[Text Word])	234932	14:07:10
#16	Add	Search ((((#1 OR #2 OR #3 OR #4 OR #5 OR #7)) AND (#8 OR #9 OR #10 OR #11 OR #12 OR #13 OR #14))) AND ("2009"[Date - Publication] : "2014"[Date - Publication])	288	14:05:12
#18	Add	Search ((((#1 OR #2 OR #3 OR #4 OR #5 OR #7)) AND (#8 OR #9 OR #10 OR #11 OR #12 OR #13 OR #14))) AND ("2009"[Date - Publication] : "2014"[Date - Publication]) Filters: German; English	282	14:03:39
#15	Add	Search ((#1 OR #2 OR #3 OR #4 OR #5 OR #7)) AND (#8 OR #9 OR #10 OR #11 OR #12 OR #13 OR #14)	486	14:02:26
#14	Add	Search family doctor[Title/Abstract]	2304	13:56:42
#13	Add	Search GPs[Title/Abstract]	15372	13:56:20
#12	Add	Search General Practitioner*[Title/Abstract]	37556	13:55:51
#11	Add	Search physician* group practice[Title/Abstract]	1080	13:55:30
#10	Add	Search primary care physician[Title/Abstract]	4498	13:55:07
#9	Add	Search Physician*[Title/Abstract]	287833	13:54:44
#8	Add	Search Primary Care[Title/Abstract]	74628	13:54:12
#3	Add	Search performance-based contracting[Title/Abstract]	22	13:52:45
#7	Add	Search quality based purchasing[Title/Abstract]	5	13:51:42
#6	Add	Search quality-related payments[Title/Abstract]	0	13:50:50
#5	Add	Search pay* for quality[Title/Abstract]	14	13:50:28
#4	Add	Search performance related pay[Title/Abstract]	34	13:50:04
#2	Add	Search p4p[Title/Abstract]	329	13:49:24
#1	Add	Search pay-for-performance[Title/Abstract]	1377	13:49:14
#0	Add	pubmed clipboard	17	14:10:13

Download history Clear history

Abbildung 1: Suchprotokoll in der Datenbank Medline vom 22.12.2014

21

Autoren/ Jahr/ Titel/ Studienart	P4P-Projekt	Ergebnis	Land
Merilind et al. 2014. The impact of pay-for-performance on the workload of family practices in Estonia. Fall-Kontroll-Studie	Auswertung der Datenbank einer estländischen Krankenversicherung, welche die Daten zu 96% aller Versicherten beinhaltet.	P4P erhöht den Arbeitsaufwand der Ärzte und deren Teams. Maßnahmen zur Früherkennung und Prävention chronischer Erkrankungen, Erinnerungsaktionen zu den Check-Up-Untersuchungen und Impfprophylaxe können den Gesundheitsstatus der Versicherten zwar verbessern, erfordern aber auch eine höhere Mitarbeiteranzahl.[47]	Estland
Bardach et al. 2013. Effect of pay-for-performance incentives on quality of care in small practices with electronic health records. Randomisiert-kontrollierte Studie (RCT).	Eine RCT in kleinen Praxisgemeinschaften (<10 Ärzte) in New York. Ausstattung aller teilnehmenden Praxen mit der Software, welche eine standardisierte Entscheidung hinsichtlich der Behandlung ermöglichte. Zusätzlich ein technischer Support zur Erfassung von Qualitätsindikatoren.	In den kleinen Arztpraxen zeigen P4P-Programme, verglichen mit der Standardversorgung, eine moderate Verbesserung in der Versorgung kardiovaskulärer Ereignisse hinsichtlich Prozess- und Ergebnisqualität. Die meisten P4P-Programme in den kleinen Praxen waren als langfristige, mehr als ein Jahr laufende Programme angelegt. Es ist weitere Forschung notwendig, um festzustellen ob die P4P-bedingte Effekte hinsichtlich der Qualitätssteigerung mit der Zeit zu- oder abnehmen.[48]	USA
Giliam et al. 2012. Pay-for-performance in the United Kingdom: impact of the quality and outcomes framework. Systematische Übersichtsarbeit	Eine Systematische Übersichtsarbeit mit 94 eingeschlossenen Studien aus Datenbanken MEDLINE, EMBASE und PsycINFO	Die beobachteten Verbesserungen des Qualitätsniveaus bei der Behandlung chronischer Krankheiten waren moderat. Die Auswirkungen auf die Kosten, Verhalten der Ärzte und Patientenzufriedenheit bleiben ungewiss. Eine weitere Forschung zur Verbesserung der Qualität in verschiedenen Versorgungsbereichen nötig.[49]	UK
Fleetcroft et al. 2012. Incentive payments are not related to expected health gain in the pay for performance scheme for UK primary care: cross-sectional analysis. Fall-Kontroll-Studie	Vergleich geschätzter Mortalitätssenkung (estimated mortality gain) von acht präventiven Interventionen ohne zusätzliche Vergütung mit den Ergebnissen von QOF[50] mit Zusatzvergütung. Auch wurde der Zusammenhang zwischen der Bonushöhe und dem erwarteten Zugewinn an Gesundheit (health gain) untersucht	Es gab keinen statistisch signifikanten Zusammenhang zwischen „pay" und „health gain". Auch keinen Zusammenhang zwischen Höhe der Bonuszahlung und dem erwarteten Gewinn an Lebensqualität, gemessen in *quality adjusted life years (QALY)*. Allerdings wurden bei dieser Form der P4P die finanziellen Anreize nicht auf die Maximierung des Gesundheitsgewinns ausgerichtet. Deshalb sollte man bei der Gestaltung der P4P auch festlegen, ob ein bestimmter Qualitätsindikator auch eine Gesundheitsmaximierung abbilden kann.[51]	UK

---

[47] Vgl. Merilind et al. (2014), S. 5.
[48] Vgl. Bardach et al. (2013), S. 1.
[49] Vgl. Giliam et al. (2012), S. 9.
[50] s. Kapitel 2.4.
[51] Vgl. Fleetcroft et al. (2012), S. 8,10.

Autoren/ Jahr/ Titel/ Studienart	P4P-Projekt	Ergebnis	Land
Kontopantelis et al. 2012. Family doctor responses to changes in incentives for influenza immunization under the U.K. QQF scheme. Querschnittsstudie	Vergleich der Veränderungen bei den Impfraten und Regresszahlungen für die vier chronischen Erkrankungen vor und nach der Erhöhung der Bonuszahlung für Impfmaßnahmen bei KHK-Patienten (Koronare Herzkrankheiten).	Nach der Erhöhung der Bonuszahlung um 5% zeichnete sich ein Anstieg der Zahl der geimpften KHK-Patienten. Allerdings stieg auch die Anzahl der Impfungen an, die nicht medizinisch indiziert waren. Keine Hinweise, dass die Praxen mit weniger Patienten ihre Impfraten im Zeitverlauf reduzieren, weil sie die neue obere Bonusschwelle nicht erreichen.[52]	UK

Tabelle 6: Recherche in Medline, Suchoberfläche PubMed[53]

---

[52] Vgl. Kontopantelis et al. (2012), S. 15.
[53] Eigene Darstellung.